AF476530

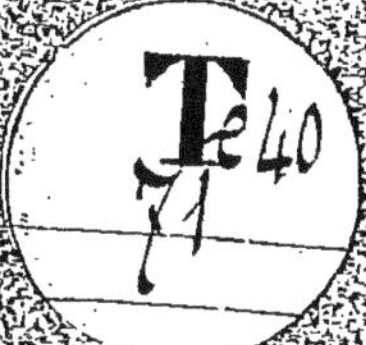

ÉCOLE DE MÉDECINE & DE PHARMACIE DE REIMS

Séance de Rentrée du 9 Novembre

DE LA

MÉTHODE DE LISTER

DISCOURS D'OUVERTURE

PRONONCÉ PAR

LE Dr PAUL LÉVÊQUE

Professeur suppléant aux Chaires de Chirurgie

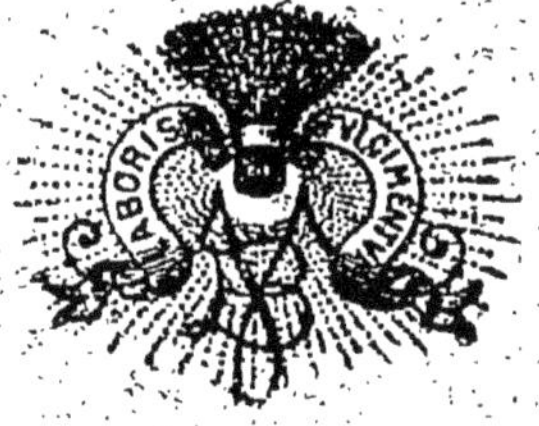

REIMS

IMPRIMERIE ET LITHOGRAPHIE MATOT-BRAINE

6, Rue du Cadran-Saint-Pierre, 6

1882

DE LA

MÉTHODE DE LISTER

ÉCOLE DE MÉDECINE & DE PHARMACIE DE REIMS

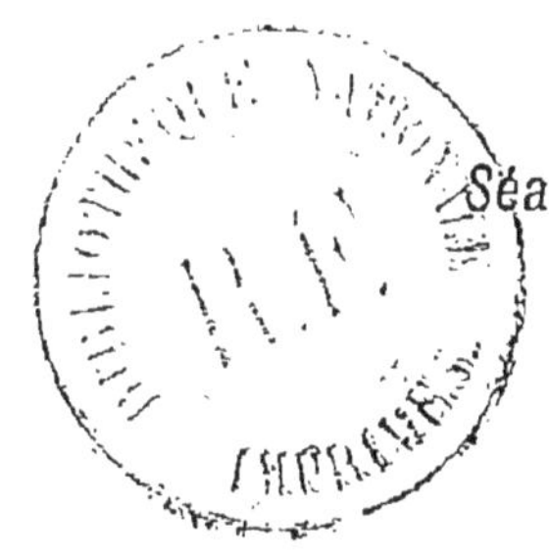

Séance de Rentrée du 9 Novembre

DE LA

MÉTHODE DE LISTER

DISCOURS D'OUVERTURE

PRONONCÉ PAR

LE Dr PAUL LÉVÊQUE

Professeur suppléant aux Chaires de Chirurgie

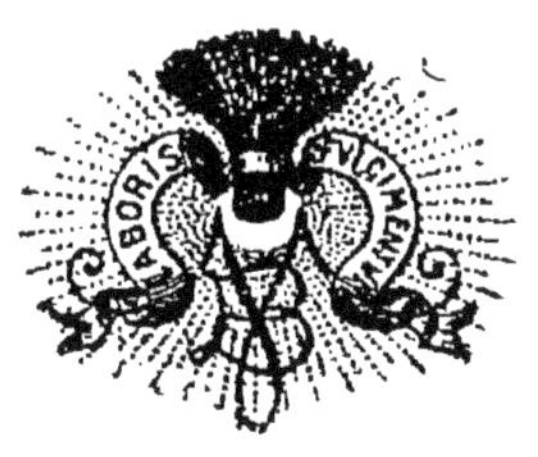

REIMS

IMPRIMERIE ET LITHOGRAPHIE MATOT-BRAINE

6, Rue du Cadran-Saint-Pierre, 6

1882

ÉCOLE DE MÉDECINE & DE PHARMACIE DE REIMS

Séance de Rentrée du 9 Novembre

DE LA

MÉTHODE DE LISTER

MESSIEURS, MESSIEURS LES ÉLÈVES,

L'an dernier, à pareil jour, un de vos maîtres, M. Valser, dans un langage qui me force à réclamer votre indulgence, et avec cet esprit charmant et fin que vous connaissez, a cherché à vous montrer quel grand rôle les sciences physico-chimiques devaient jouer dans l'éducation; quelle tournure intellectuelle particulière elles donnaient à celui qui les cultive, et a conclu que leur étude constituait pour l'esprit humain la marche la plus sûre et la plus féconde.

Passant en revue les services rendus par elles à l'art de guérir, il vous a fait voir en quelques traits nettement marqués la révolution qu'y apportèrent les découvertes d'un de leurs plus illustres représentants, M. Pasteur, et vous a signalé les applications qui en furent récemment faites à la chirurgie.

Je me propose pour ma part de rechercher devant vous l'influence qu'a excercée sur les progrès de la chirurgie, dans ces dernières années, l'emploi de la méthode antiseptique et en particulier la *Méthode de Lister*, et de mettre sous vos yeux quelques-uns des résultats obtenus par ceux des chirurgiens français et étrangers qui l'ont adoptée dans leur pratique.

De tout temps, les chirurgiens ont voulu se mettre à l'abri des complications des plaies, soit par l'emploi de certains pansements, soit encore, ce qui est resté l'idéal, en cherchant à obtenir la cicatrisation rapide et sans suppuration des plaies accidentelles ou chirurgicales, c'est-à-dire la réunion immédiate.

Les chirurgiens de la fin du siècle dernier et du commencement du nôtre, n'attachaient guère d'importance qu'à l'aspect extérieur de la plaie. Ils la protégeaient par de véritables pansements artistiques : tour à tour ils réprimaient ou excitaient les bourgeons charnus au moyen de pommades, de baumes, d'onguents, dont quelques-uns sont encore en faveur parmi nous.

Tant qu'on a cru s'opposer au développement de l'infection purulente en oblitérant les vaisseaux, outre qu'on employait certains procédés de diérèse, on appliquait sur les plaies le cautère actuel, les caustiques chimiques, et plus tard, le perchlorure de fer.

Vers 1833, on chercha à modifier l'inflammation; de là l'emploi du froid sous toutes ses formes. Puis la chaleur vint à son tour et fut appliquée sous forme sèche d'abord, vers 1840, au moyen du *Pansement par Incubation* de G. Guyot, sous forme humide ensuite, vers 1852, par le *Bain permanent de Langenbeck.*

Ce dernier lui-même fut repris et modifié par le professeur L. Lefort qui l'applique encore aujourd'hui avec succès.

C'est vers cette époque que Chassaignac et Laugier, frappés de l'innocuité des sections tendineuses sous-cutanées et de la rapidité avec laquelle elles se réparaient, inventèrent leur *Pansement par occlusion*, et cherchèrent à mettre les plaies à l'abri du contact de l'air qu'ils considéraient alors comme cause de la suppuration.

Puis vinrent MM. Maisonneuve et Jules Guérin, qui, tout en voulant remplir les mêmes indications, s'efforcèrent en même temps de soustraire la plaie au contact du pus qu'ils croyaient alors nuisible et inventèrent, vers 1866, l'un, le pansement par *aspiration continue,* l'autre, le pansement par *aspiration pneumatique.*

En même temps que l'activité des chirurgiens s'ingéniait à perfectionner les pansements, des efforts étaient tentés pour enlever aux plaies la mauvaise odeur qui trop souvent les accompagne, et reconnaît pour cause la putridité du pus. A cet effet, tous les désinfectants désignés par la chimie sont mis en œuvre et, avec eux, commence une sorte de pratique antiseptique mal définie qui influence déjà considérablement les résultats obtenus. C'est ainsi que se succèdent les pansements au permanganate de potasse, au coaltar, aux phénates alcalins, à l'alcool.

En 1863, Nélaton, guidé par une idée théorique, adopte le pansement à l'alcool, et remet en honneur un moyen de traitement des plaies employé, sous des formes diverses, par les chirurgiens de tous les temps, et en particulier par Lestocquoy d'Arras, en 1848, par le professeur Dolbeau en 1859. Les résultats qu'il en obtint furent des plus satisfaisants, à ce point que Marc Sée, dans un mémoire lu à la Société de Chirurgie, le 12 décembre 1866, confirme les résultats obtenus à l'hôpital des Cliniques, et le présente comme un moyen préventif de l'infection purulente. Cette conclusion était trop absolue.

Puis apparaît l'acide phénique; ce n'est plus comme désinfectant, mais comme *antiputride*, comme *antiseptique*, qu'on va l'appliquer au pansement des plaies, et les travaux de Pasteur donneront bientôt à cette pratique la base théorique qui lui a manqué jusqu'alors.

La doctrine de Pasteur, étayée sur des expériences restées célèbres, peut se formuler ainsi :

Les matières organiques ou animales, ne possèdent pas en elles-mêmes et ne peuvent pas elles-mêmes créer le principe qui déterminera en elles la fermentation et la putréfaction. Ce principe leur est extérieur. Il leur est apporté par des germes, des ferments abondamment répandus dans l'air au milieu duquel nous vivons.

L'air seul est incapable de déterminer ces phénomènes, et, si par filtration au travers de la ouate, on le purifie des germes qu'il renferme, il devient impropre à déterminer la putréfaction.

L'admirable pansement ouaté de M. Alphonse Guérin est l'application directe à la chirurgie des théories de Pasteur. Les résultats obtenus par l'auteur ont répondu à ce qu'il en attendait. Sur 36 amputations pratiquées du mois d'avril au mois de juin 1871, alors que dans les hôpitaux de Paris l'infection purulente enlevait tous les blessés, il n'a perdu que 13 malades, et a sauvé notamment la moitié de ses amputés de cuisse. Pendant les 6 mois précédents, il n'avait sauvé qu'un seul de ses amputés. Aussi les succès d'Alphonse Guérin firent-ils l'étonnement de tout le monde. Jamais on n'avait vu à Paris tant d'amputés vivants dans un même hôpital.

Tandis que pour empêcher l'arrivée des germes dans les infusions qui servaient à ses expériences, Pasteur employait soit la calcination qui les détruisait, soit la filtration sur la ouate qui les arrêtait; M. Jules Lemaire, docteur en médecine et ancien pharmacien interne des hôpitaux, cherchait à s'opposer à la fermentation et à la putréfaction en détruisant les ferments, non plus par la chaleur, mais par l'action d'une substance qu'il qualifiait *d'antiseptique ;* cette substance, c'était l'acide phénique.

Dans un ouvrage publié en 1863, Lemaire arrive à conclure qu'une dose impondérable d'acide phénique suffit pour tuer les germes et prévenir les fermentations.

« En démontrant, dit-il, dès 1860, que l'altération, que » l'air fait subir à tous les produits animaux liquides, morbides » ou physiologiques, sécrétés ou exhalés, est due à des fer- » ments vivants, je crois avoir réalisé un grand progrès pour » la thérapeutique; je montrais du même coup la cause du » désordre que l'on attribuait à l'inflammation et le traitement » qu'il était rationnel de substituer à ceux en usage; c'étaient » les ferments qu'il fallait détruire.

» Pour mettre les solutions de continuité à l'abri de la » fermentation, il suffit de les couvrir dès le début avec des » compresses imbibées d'eau phéniquée: deux milliemes d'acide » phénique suffisent pour obtenir ce résultat.

» Comme l'acide phénique se volatilise rapidement, il faut » maintenir sur les surfaces ou sur les orifices suppurants de » gros gâteaux de charpie, ou simplement d'épaisses compresses » imbibées d'eau phéniquée; de cette manière, tous les germes » que l'air y dépose sont tués, et le travail naturel de répara- » tion s'opère sans entraves. »

Plus loin, à propos d'une arthrite traumatique suppurée, guérie par le pansement phéniqué, Lemaire ajoute :

« Tous les chirurgiens savent que les arthrites chroniques
» suppurées, en communication avec l'air, sont fréquemment
» mortelles et que le seul remède à employer pour sauver le
» malade est l'amputation. Ici, comme dans toutes les affections
» suppurantes, l'intervention de l'acide phénique a changé
» immédiatement la face des choses. L'état des tissus et la
» qualité du pus ont été de suite modifiés; la souffrance a cessé
» et un travail réparateur en a été la conséquence. Tout cela
» est le résultat de l'action de l'acide phénique sur les germes
» de l'air. »

On peut donc affirmer, dit le professeur Lefort, à qui j'emprunte ces détails, que Lemaire est le véritable fondateur de *la Théorie et de la Doctrine antiseptiques*, et que la doctrine de Lister n'est que la reproduction des idées de Lemaire.

Lister ne paraît pas avoir eu connaissance de ces travaux. Déjà, depuis longtemps, la suppuration, considérée spécialement dans ses rapports avec la putréfaction, était l'objet de son attention. Les expériences de Pasteur lui avaient fait comprendre comment il se faisait que dans un cas de pneumothorax avec emphysème, succédant à une fracture de côtes, la plèvre ne suppurait pas, malgré l'introduction continuelle et très abondante de l'air dans sa cavité, tandis qu'elle s'enflammait et suppurait si l'introduction de l'air se faisait directement par une plaie externe et pénétrante de la poitrine.

Dans le courant de l'année 1864, frappé par la lecture d'un rapport concernant les effets remarquables de l'acide phénique sur les eaux d'égouts de la ville de Carlisle, il se promit de l'employer et songea à l'appliquer d'abord aux fractures compliquées. En mars 1865, il eut l'occasion de traiter ainsi une fracture ouverte à l'hôpital de Glascow. Ce début fut un insuccès dû, croit-il, à l'application défectueuse de l'acide phénique. Mais des tentatives ultérieures ont réalisé d'une façon inattendue ses présomptions les plus audacieuses.

En août 1867, Lister lisait devant l'Association médicale Britannique réunie à Dublin son premier travail intitulé : « *Le Principe antiseptique dans la pratique chirurgicale.* » Il concluait d'après ses premiers essais : *Que tout le désordre inflammatoire local et tous les troubles fébriles ou généraux qui suivaient les plaies graves, sont dûs à l'influence irritante ou empoisonnante du sang et des tissus en voie de décomposition.* Il en déduisait comme conséquences :

1° Que la première indication à remplir devait être de détruire tous les germes septiques qui pouvaient avoir pénétré dans la plaie, soit au moment de l'accident, soit pendant le temps écoulé depuis, et que cette destruction devait être opérée au moyen de l'acide phénique qui est encore l'antiseptique le plus puissant que nous connaissions aujourd'hui.

2° Il fallait, en second lieu, empêcher la putréfaction de se développer dans les liquides de la plaie, alors que l'acide phénique aura disparu par absorption et par évaporation.

Persuadé des pernicieux effets de l'atmosphère où vivaient les blessés, et pensant qu'ils devaient être attribués aux germes si nombreux que Pasteur étudiait dans tous les milieux qui nous environnent, il devient un adepte convaincu des doctrines de l'éminent chimiste français. Il entreprend à son tour de nombreuses expériences qui démontrent la présence des germes dans l'atmosphère, leur influence sur les fermentations, la putréfaction, puis il se propose d'entrer en lutte avec les éléments perturbateurs.

Les germes atmosphériques, dit-il, provoquent la suppuration ; ils provoquent la putréfaction du sang et des liquides animaux et, par ce processus, ils engendrent les complications des plaies.

En 1872, il reprend les expériences de Pasteur sur la conservation d'un liquide putrescible, et en rend compte aux membres de l'Association médicale Britannique réunis à Plymouth. Il fait voir que, dans un flacon à col étiré, étroit et vertical, les poussières aériennes, entraînées par leur poids, pénètrent directement en même temps que l'air atmosphérique et déterminent la décomposition du liquide qui s'y trouve. La putréfaction, au contraire, n'a pas lieu dans les flacons à cols étirés, d'égal diamètre, *mais coudés.* L'air cependant y circule tout aussi librement que dans la première expérience, mais il y arrive dépouillé des poussières et des germes que les courbures des cols ont retenus.

Mettant à profit le procédé d'investigation si simple du professeur Tyndall, il démontre au moyen du rayon de lumière condensée, que ce sont bien les flexuosités qu'il a fait subir au col étiré de ses bouteilles, qui ont suffi à filtrer l'air et à le débarrasser de toutes les matières qu'y s'y tenaient en suspension.

Enfin, dans la même séance, il appelle l'attention de ses auditeurs sur une série d'essais, dont l'idée première lui est fournie par cette expérience de Tyndall qui prouve que la ouate dépouille parfaitement l'air de ses particules flottantes.

Il démontre que, sous un pansement fait avec la ouate imprégnée d'une substance antiseptique, le sang et le pus ne se décomposent pas, à moins qu'ils n'aient traversé le pansement. *Ce n'est donc qu'à l'état sec que la ouate peut arrêter les organismes microscopiques ; elle leur fournit au contraire un ample champ de développement lorsque ses filaments sont imbibés d'un liquide putrescible.* La gaze antiseptique, recouverte d'une enveloppe imperméable, remplira dans le pansement de Lister toutes les indications fournies par ces expériences et remédiera à tous les inconvénients qu'elles ont révélés.

Dans une autre réunion de l'Association médicale Britannique, Lister avait fait passer sous les yeux de ses auditeurs une préparation qui met en évidence les effets d'une ligature pratiquée d'une façon antiseptique sur la carotide d'un cheval.

Il prétendait qu'un fil à ligature devait pouvoir séjourner dans une plaie, sans y déterminer d'irritation chimique ou mécanique, si la plaie était pansée antiseptiquement et si le fil était au préalable trempé dans une solution antiseptique assez forte pour détruire les germes contenus dans l'interstice de ses filaments. Ce fil, ainsi traité, devait s'enkyster dans les tissus comme un grain de plomb et y séjourner sans provoquer d'accidents. Mais ayant trouvé dans une autopsie un petit abcès autour d'une ligature pratiquée dix mois auparavant sur l'illiaque, il fut conduit à se servir, comme Cooper l'avait déjà proposé, de fils de matière animale susceptibles de se résorber. Il employa le catgut.

Des faits qu'il avait observés à propos des ligatures, il arriva à supposer et à vérifier expérimentalement que des portions d'os mortifié pouvaient s'enkyster et se résorber ensuite. Il proclama alors comme un fait acquis : *Que du tissu mort préservé de la putréfaction est par lui-même incapable d'exercer aucune action irritante sur les tissus voisins.* Cette particularité donnera plus tard à quelques chirurgiens allemands l'idée de substituer l'os décalcifié et résorbable au caoutchouc pour établir le drainage.

Sans le drainage, il était impossible de poursuivre la réunion immédiate des plaies ; Lister reconnut bien vite qu'il était nécesaire d'assurer le libre écoulement du liquide séro-sanguinolent qui va s'échapper beaucoup plus abondant de la surface des plaies à cause de l'irritation qu'y aura déterminée l'agent antiseptique employé. Sous ce rapport, il emprunta à la chirurgie française une méthode qui avait déjà fait ses preuves entre les mains de nombre de chirurgiens et particulièrement de son inventeur, l'illustre Chassaignac. Il n'eut, pour assurer le succès de sa pratique, que peu de transformations à y faire subir et à substituer le drain debout au drain en séton.

Les plaies, soustraites à l'influence des germes, se trouvaient désormais dans une situation nouvelle au point de vue de leur réparation. Lister vit que s'il fallait, pour assainir les plaies, détourner d'elles les microbes, on devait, pour obtenir des résultats chirurgicaux plus parfaits, rechercher les conditions les plus propices à la régularité du processus de réparation. Or, la réunion des tissus s'accomplissant dans les conditions les plus favorables comme dans les lésions sous-cutanées, se fait sans suppuration. Contrairement à bien des idées reçues, il faut admettre que la suppuration n'est pas toujours un phénomène nécessaire ; elle accuse un trouble, un obstacle à la réparation ; elle se manifeste lorsque la vitalité des éléments nouveaux évoluants est altérée. Lister a reconnu que trois conditions peuvent produire ce trouble :

1° *L'excès de tension dans les tissus.*

2° *L'irritation directe des tissus vivants et la présence d'un corps étranger.*

3° *L'irritation directe par l'atmosphère chargée de germes.*

Se basant sur les expériences que j'ai rapportées, il créera toute une méthode répondant à toutes les indications qu'elles auront signalées.

C'est ainsi que la *destruction des germes et des organismes vivants* devra se poursuivre : Avant, pendant et après l'opération.

C'est au moyen des antiseptiques dont la dose variera suivant les conditions, que l'on agira sur le point où l'opération sera faite et les parties voisines, sur les instruments, les éponges, les mains de l'opérateur et celles de ses aides.

La pulvérisation phéniquée poursuivera l'action germicide pendant l'opération en créant autour du champ opératoire une atmosphère aseptique.

Enfin les pièces de pansement défendront la plaie contre l'action ultérieure des germes.

L'irritation directe des tissus par la présence d'un corps étranger sera évitée :

Par la réunion des plaies, qui met à l'abri de toute action intempestive les éléments organiques ;

En éloignant tout corps étranger septique et en faisant usage des ligatures aseptiques et résorbables ;

En protégeant les plaies contre l'action directe et permanente des antiseptiques.

L'*excès de tension* sera évitée par tout ce qui assure l'écoulement des liquides : la position, le drainage.

S'il est vrai, dit M. Lucas Championnière, que par la méthode de Lister presque toute la surface traumatique est immédiatement fermée ; que la guérison est bien plus rapide ; que les phénomènes d'élimination sont réduits au minimum ; que les phénomènes de putréfaction sont supprimés ; il est bien probable que les accidents des plaies sont infiniment rares. C'est en effet ce qu'affirment tous ceux qui ont expérimenté la méthode d'une façon sérieuse. Pour l'infection purulente surtout, la modification est frappante ; on la voit disparaître tout à fait de certains services où on l'observait constamment et ça été pour Lister le premier bienfait de l'application de la méthode à Glascow. La pourriture d'hôpital disparaît aussi, là où elle était autrefois endémique. Tout naturellement les longues suppurations et l'infection putride sont supprimées. L'érysipèle est peut-être moins influencé, car il s'observe quelquefois malgré le pansement ; mais sa fréquence est cependant infiniment moindre qu'avec d'autres méthodes.

Les premiers résultats et les plus frappants sont tirés de la clinique de Lister.

Il a inauguré à Glascow la chirurgie antiseptique au milieu de conditions hygiéniques déplorables, dans un hôpital connu pour ses complications chirurgicales. Pendant les années 1865-1866, qui ont précédé la période antiseptique, sur 35 grandes amputations, il eut 16 morts. De 1867 à 1869, alors qu'il employait la méthode antiseptique, sur 40 amputations, il eut 6 morts seulement.

Le résultat était remarquable, mais il fut bientôt dépassé... A Edimbourg, en 6 ans, Lister observa *un seul cas* d'infection purulente et pas de pourriture d'hôpital. Sur 72 cas de blessures sérieuses, dont 33 étaient des fractures doubles et 7 des plaies articulaires, il eut 4 insuccès, soit une mortalité de 5.7 0/0.

Pas un de ces malades ne mourut de septicémie.

Sur 725 opérations majeures, il eut 37 insuccès, soit une mortalité de 5.1 0/0.

Dans ce nombre, 553 opérations ont pu être pratiquées à l'abri de la méthode antiseptique, et *deux morts* seulement peuvent être attribuées à l'empoisonnement septique.

Sur les 292 autres, il y eut quatre fois plus de décès attribués à la même cause.

De 1871 à 1875, la moyenne de la mortalité après toutes les opérations est de 4.7 0/0.

De 1871 à 1877, elle fut de 3.7 0/0 seulement.

Cette différence dans la mortalité doit être attribuée au perfectionnement de la méthode et à son application plus exacte.

Pendant le même temps, Lister pratique 80 amputations, sur lesquelles il eut 9 insuccès, soit une mortalité de 11.2 pour 100.

La mortalité dans les imputations majeures était jusque-là, d'après Erichsen, de 35 à 50 0/0 dans les hôpitaux.

« Durant la même période, dit Lister, j'ai fait 25 fois l'avi-
» vement des fragments osseux dans des cas de fractures non
» consolidées. Autant que j'ai pu le constater, tous ces malades
» sont vivants et bien portants.

» J'ai, de plus, ouvert 20 fois des articulations saines et les
» ai maintenues ouvertes pendant plusieurs jours, sans le
» moindre inconvénient en ce qui concerne l'élément septique.

» J'ai publié plusieurs observations qui démontrent qu'un » grand abcès avoisinant les vertèbres peut être ouvert par » incision ; qu'on peut y introduire un tube à drainage, en » faisant usage du traitement antiseptique et, qu'à partir de » ce moment, il peut ne point y avoir de suppuration. »

Les succès obtenus par Lister rallièrent à sa méthode nombre de chirurgiens anglais et des plus illustres.

C'est ainsi que MM. John Wood, Hutchinson, sir James Paget, Mac Cormac et d'autres, publièrent des statistiques comparatives et appuyèrent cette pratique de la haute autorité qui s'attache à leur nom.

Ce fut le professeur Saxtorph, de Copenhague, qui appliqua, un des premiers en Europe, la méthode de Lister, dans un grand service hospitalier.

Dans un hôpital dont l'insalubrilé s'élevait de temps à autre si haut que l'infection purulente lui emportait ses opérés, même pour une amputation du doigt, il put faire toute sorte d'opérations dont les résultats allèrent s'améliorant au fur et à mesure qu'il se perfectionnait dans la pratique de cette méthode. C'est ainsi qu'avant 1873 la mortalité, qui était de 60 0/0 pour les résections, a été réduite à 4 0/0 en 1877. Aussi M. Saxtorph écrivait-il à M. Lucas Championnière : « Il n'y » a personne, je crois, en Danemark, qui ne se serve du pan- » sement de Lister dans ses opérations : Je renoncerais pour » ma part à faire de la chirurgie, si je ne pouvais plus opérer » antiseptiquement. »

Nous pouvons affirmer, sans crainte d'être démenti, que c'est à Halle, chez le professeur Volkmann, que l'on observe le triomphe de la méthode de Lister.

Les résultats en général de la clinique de Halle sont si favorables et si marquants que plus d'un chirurgien, venu incrédule, s'en est retourné convaincu.

M. Volkmann avait une installation déplorable, dans un hôpital manifestement infecté. Désespéré de l'état sanitaire de ce service, il se disposait à en demander la fermeture. Les résultats étaient bien en harmonie avec l'aspect de l'édifice ; l'infection purulente et les complications des plaies sévissaient avec une violence inouïe et pour ne citer qu'un traumatisme en particulier, en 1872, sur 16 fractures compliquées qu'il essaya de conserver, 12 succombèrent rapidement à la pyohémie. En 1873, M. Volkmann fait une tentative suprême en appliquant la méthode de Lister dans toute sa rigueur, et, de 1873 à 1877, il avait traité par la conservation 75 cas de fractures compliquées sur 73 malades sans en perdre un seul.

Il a fait 50 opérations d'*ostéotomie* pour incurvations rachitiques ou ankyloses vicieuses, sans un accident.

Alors que, de 1845 à 1869, nous trouvons dans les archives de Langenbeck, que la mortalité dans la résection de la hanche était de 67 0/0 ; que pendant la guerre franco-allemande, elle monte à 87 0/0, M. Volkmann exécute 48 résections de l'articulation coxofémorale, pour tumeurs blanches, avec 4 insuccès. Trois fois, il a largement ouvert l'articulation coxo-fémorale, dans des cas de diagnostic douteux ; n'y ayant rien trouvé, il a refermé la plaie et n'a eu aucun accident à déplorer.

Il put faire 7 résections de l'épaule, 2 du coude, 2 du poignet et voir tous ses malades guérir.

Sur 21 résections du genou, il ne perdit qu'un seul malade, de méningite tuberculeuse.

Sur 5 résections de l'articulation tibio-tarsienne, il n'eut pas de mort.

Il a pratiqué 23 amputations de l'avant-bras, 14 du bras, 2 désarticulations du poignet, sans perdre un opéré.

Sur 42 amputations de la cuisse, il perdit un malade, après 24 heures.

Sur 25 amputés de la jambe, un seul malade mourut d'érysipèle.

Sur 42 amputations partielles du pied, pas d'insuccès.

Au milieu de ces nombreuses guérisons, il en est quelques-unes de réellement merveilleuses : M. Volkmann cite, par exemple, des résections de l'épaule guéries en 15 jours ; une résection du coude guérie en 19 jours sans suppuration ; une résection de la hanche guérie sans une goutte de pus le neuvième jour.

Un homme de 45 ans, ayant subi la désarticulation de la hanche pour un myxo-lipome de la cuisse, de deux pieds de diamètre, avait sa plaie réunie complètement le dixième jour, sauf le trajet des tubes.

Une femme de 84 ans avait subi l'amputation traumatique de la cuisse, dont elle guérit.

Un opéré de fibro-sarcôme du dos, mesurant 25 centimètres de diamètre, sortit guéri, le quatorzième jour, de l'hôpital.

Le Dr Jacques Reverdin rapporte l'observation remarquable d'un malade de Lücke qui subit à six semaines d'intervalle l'amputation de Pirogoff pour chaque pied, après congélation; la première fut complètement guérie en 15 jours, la seconde en 17 jours.

La plupart de ces chiffres étourdissants ont été fournis par le professeur Volkmann lui-même ; ils ne sont donc pas sujets à caution, et, si l'on se rappelle les conditions hygiéniques détestables de l'hôpital de Halle, force sera bien d'attribuer ces résultats, pour une certaine part, sans doute, à l'habileté de l'opérateur, mais pour la plus grande part évidemment à la *Méthode de Lister*, ou, pour parler plus exactement, au haut degré d'habileté auquel on est parvenu à Halle dans la confection du pansement.

Dans une visite qu'il fit dans la Clinique privée du professeur, M. Gaston Dupré observa que sur les tableaux de température s'étalaient des chiffres de 37 et quelques dixièmes de degrés, avec une uniformité bien faite pour étonner ceux qui ne sont pas habitués aux suites ordinaires des pansements antiseptiques, bien faite aussi pour apporter des changements dans les théories qui ont eu cours jusqu'alors sur la fièvre traumatique.

Il ne faut pas, dit le professeur Volkmann, s'attendre à obtenir d'aussi beaux résultats du premier coup et aussitôt la méthode de Lister mise en œuvre. Cette pratique est compliquée; on ne parvient à ne plus commettre de fautes qu'après un assez long temps d'exercice. Elle diffère tellement des autres qu'on peut dire que, pour la bien connaître, il faut tout oublier et tout réapprendre.

Nous pourrions emprunter de nouvelles preuves à l'appui de la méthode de Lister à la pratique de nombre de chirurgiens allemands, hollandais, suisses, italiens, russes; nous nous contenterons de terminer notre excursion à l'étranger par une visite à Vienne, dont la Faculté de médecine est de beaucoup la plus importante de tous les pays de langue allemande, par le nombre de ses élèves, par la grandeur des établissements qui servent à son enseignement et enfin par la réputation des professeurs qui composent son corps enseignant.

«Pendant les six semaines que nous avons passées à Vienne, » dit le professeur Coyne, de Bordeaux, nous avons vu prati- » quer chaque jour au moins deux, souvent quatre grandes » opérations d'une gravité exceptionnelle et susceptibles dans » les conditions ordinaires d'amener rapidement la mort. Nous » n'avons vu enregistrer que trois décès parmi les opérés que » nous avions suivis. »

Le professeur Billroth, on le sait, a vivement attiré l'attention de tous les chirurgiens en pratiquant habituellement et avec succès des opérations considérées le plus souvent comme étant au-dessus des ressources de l'art. Nous voulons parler du traitement du goître par l'extirpation et de l'ablation totale du larynx, opérations qu'il a faites siennes et qui sont loin d'être acceptées chez nous, malgré les tentatives heureuses récemment faites à Paris par MM. Tillaux, Périer et Terrier.

J'ai pu, dit encore M. Coyne, voir et suivre de près les détails de deux de ces opérations pratiquées par le Dr Mikuliez, chef de clinique de M. Billroth : dans l'une d'elles la réunion était complète au bout de six jours.

Depuis trois ans, il a été fait dans le service de M. Billroth, 40 ablations totales du corps thyroïde ; trois fois seulement les malades ont succombé aux suites de l'opération.

Enfin, dit le même auteur, nous avons également assisté à la cinquième opération d'ablation du larynx, pratiquée avec succès par le professeur. Des quatre cas précédemment opérés, l'un a survécu seulement six mois et les trois autres dix-huit mois en moyenne.

Tandis que la méthode de Lister est acceptée en Angleterre, qu'elle règne absolument en Danemarck, qu'elle a ses enthousiastes en Allemagne, qu'elle compte des représentants éminents en Autriche, en Suisse, en Hollande, en Russie, en Italie, en Amérique, nous la voyons s'acclimater plus tardivement et plus difficilement en France. Elle a cependant conquis droit de domicile dans les hôpitaux de Paris, grâce à la persévérance, à la ténacité d'un jeune chirurgien, qui s'est fait son propagateur infatigable.

Dès 1867, M. Lucas Championnière avait suivi ses premiers

pas; ilétait allé à Glascow en 1868 pour la voir appliquer et l'avait signalée en 1869 aux chirurgiens français. Les année suivantes il montrait ses progrès et introduisait dans sa pratique, avec beaucoup de succès, l'usage des antiseptiques puissants.

En 1875, il faisait le voyage d'Edimbourg, où il l'étudiait d'une façon approfondie.

Lorsqu'il en revint et qu'il entreprit de faire l'application de ce qu'il avait vu faire en Ecosse, l'accueil de ses collègues fut, dit-il, décourageant.

Tout aussi décevant fut celui de l'administration de l'Assistance publique de la ville de Paris, qui refusa de mettre à sa disposition, pendant quelques mois, les pièces et appareils nécessaires à l'application d'une méthode dont les preuves étaient déjà faites et qui allait donner les résultats que vous connaissez.

Il fit alors venir d'Angleterre, à ses frais, et pendant une année, tout ce qui était nécessaire à l'entretien d'un service considérable.

Bientôt plusieurs de ses confrères, frappés des résultats remarquables qu'il obtenait, vinrent lui demander de les initier à la méthode, et MM. les professeurs Verneuil et Guyon, les premiers, furent bientôt convaincus de son immense valeur. Ce grand pas fait, la méthode de Lister a pu se répandre dans le service de ses collègues où il l'avait pour ainsi dire installée. Elle y règne en souveraine aujourd'hui. Les résultats sont remarquables.

J'ai fait, dit M. Lucas Championnière, un nombre considérable de grandes opérations sans rencontrer une complication de plaie. Je n'ai perdu d'opérés que des gens qui n'ont pu supporter le traumatisme et n'ont survécu que quelques heures.

M. le professeur Guyon, celui des membres de la Société de Chirurgie qui a fait le plus rigoureusement le pansement de Lister, a eu pour ses premiers essais : 21 grandes opérations, 21 guérisons ! 7 herniotomies, 5 guérisons !

La seule statistique récente de Chirurgie antiseptique française, que j'ai pu trouver, est celle de M. le professeur Péan. Il n'emploie pas le Lister classique ; mais il ne cesse de remplir avec un soin scrupuleux toutes les indications de la méthode.

De 1874 à 1877, la mortalité sur les opérations pratiquées dans son service est de 14.6 0/0.

De 1877 à 1879, elle tombe à 7.6 0/0.

Sur 53 opérations pratiquées sur les os, amputations, résections, désarticulations, la mortalité est de 9.5 0/0.

Si, pour notre édification, nous nous reportons à quelques années en arrière, la statistique des opérations pratiquées dans les hôpitaux de Paris de 1861 à 1863, dressée par M. Lefort, nous apprendra que dans les mêmes milieux, je dirai presque entre les mêmes mains, la mortalité était :

Pour les amputations de cuisse, de 67 0/0;

Pour les amputations de jambe, de 61 0/0;

Pour les amputations de bras, de 54 0/0;

Pour les amputations d'avant-bras, de 33 0/0.

Soit une moyenne de 56 0/0.

La statistique personnelle de M. Léon Lefort, comptant les opérations faites dans son service de 1868 à 1872, et comprenant les opérations pratiquées pour plaies par armes à feu pendant la Commune, indique déjà un abaissement très considérable dans la mortalité et va servir de transition, pour ainsi dire, dans cette voie entre les résultats que donnait l'ancienne Chirurgie et ceux qu'a déjà donnés la Chirurgie nouvelle.

C'est ainsi que la mortalité s'est abaissée :

Pour les amputations de cuisse à 28.5 0/0 ;

Pour les amputations de jambe à 16.6 0/0 ;

Pour les amputations de bras à 25 0/0 ;

Pour les amputations d'avant-bras à 0 0/0.

Mais M. Lefort faisait déjà à cette époque une sorte de chirurgie antiseptique ; il lavait et pansait les plaies avec de l'eau alcoolisée, cherchait à favoriser la réunion profonde par la compression et avait proscrit de son service les cataplasmes, le cérat, les éponges, la charpie.

Si la méthode antiseptique a mis quelque temps à se faire accepter à Paris, elle en mettra beaucoup plus à s'implanter en province.

Faisons cependant une exception à l'égard de notre confrère

lorrain, le docteur Gilbrin, de Metz qui, dès le 1er janvier 1875, l'a appliquée dans son service.

A Nancy, le professeur Gross s'en est déclaré partisan.

A Lyon, le docteur Letiévaut put faire, grâce à la méthode Listérienne, 1500 opérations sans un seul cas d'infection purulente, dans un hôpital où elle régnait en permanence, et qu'à cause de cela on avait condamné à la destruction.

Le professeur Tripier, au retour d'un séjour à Londres, chez le professeur Lister et à Halle chez le professeur Volkmann, vient d'installer la méthode dans le service de clinique chirurgicale qu'il est désormais appelé à diriger.

La chirurgie antiseptique a exercé une trop grande influence sur les opérations qui se pratiquent sur le péritoine pour que je me dispense d'en parler.

Toutes ces opérations ont un caractère commun, quelque différentes qu'elles puissent être ; toutes doivent donc bénéficier de la méthode, et si elle est rigoureusement observée, le fait d'ouvrir la grande cavité séreuse est sans gravité réelle. Au premier rang des opérations, que tout le monde fait et est appelé à faire, il faut placer l'opération de la hernie étranglée. M. Lucas Championnière dit que la méthode antiseptique lui a donné dans les kélotomies qu'il a pratiquées, d'excellents résultats, parfois inattendus. Dans le courant de l'année 1877, il a pu faire 6 débridements herniaires de suite avec succès, et chez ces six opérés, il y avait des cas déplorables en égard à l'âge des malades et à l'ancienneté de l'étranglement. Depuis qu'il a adopté la méthode antiseptique, il n'a perdu, dit-il, que des individus dont l'anse intestinale profondément altérée s'est rapidement perforée.

M. Panas a eu l'occasion d'appliquer une ligature en bourse sur l'intestin gangréné en un point, il réduisit l'anse et le malade guérit.

Le docteur Chiene, d'Edimbourg, a exécuté avec succès, la cure radicale d'immenses hernies épiploïques.

La hernie ombilicale ne présente plus aujourd'hui la gravité que l'on observait avec les anciennes opérations, l'excision du sac y est particulièrement facile.

Le docteur Nicaise a pu tout dernièrement enlever toute la

région ombilicale avec la tumeur qu'elle supportait, et obtenir une réunion par première intention.

Ouvrir le ventre, y rechercher le siège d'un étranglement, suivant des données de diagnostic précises, ou bien au hasard, devient non-seulement une opération possible, mais excellente, grâce à la méthode antiseptique. Les grandes incisions abdominales n'ont en effet plus de gravité, et d'autre part, les recherches, même longues, sous la protection antiseptique, n'exposent pas à des accidents inflammatoires. C'est l'opinion de la plupart des chirurgiens instruits de la méthode, et la *laparotomie antiseptique* compte de nombreux succès en Angleterre, en Allemagne, en Danemark.

En France, elle a mis plus de temps à se faire place : Elle y fait cependant son chemin. Le Dr Terrier, chirurgien des hôpitaux, l'a pratiquée deux fois avec succès; dans le second cas, les recherches ont duré près d'une heure et demie. Néanmoins le malade a guéri.

Dans une thèse remarquable, parue en 1878 et intitulée : « *De l'occlusion intestinale, au point de vue du diagnostic et du traitement* », notre ami, le regretté Dr Bulteau, discute et pose les indications de l'intervention chirurgicale dans l'occlusion et pousse hardiment dans cette voie.

Enfin, plusieurs d'entre vous peuvent se rappeler l'opération de *laparo-entérotomie antiseptique*, exécutée avec succès par notre collègue, le Dr Gentilhomme, il y a 2 ans, pour extraire un corps étranger de l'intestin, alors que la vie du malade semblait tout à fait compromise.

Une autre opération, qui consiste à ouvrir l'abdomen d'une femme, pour en extirper une énorme tumeur, en laissant séjourner dans le ventre de fortes ligatures ou un volumineux instrument métallique appliqué sur son pédicule, devait être heureusement influencée par la méthode antiseptique.

L'*ovariotomie* heurtait trop violemment les idées reçues, au sujet des plaies pénétrantes de l'abdomen et de la lésion du péritoine, pour qu'elle ait pu s'imposer sans résistance dans un pays où les chirurgiens se sont toujours fait remarquer par leur prudence. Aussi n'est-ce que de nos jours, après des alternatives de faveur et de disgrâce qui ont duré près de trois quarts de siècles, que cette opération, d'importation américaine, a pu s'acclimater chez nous.

Baker-Brown et Spencer-Wells, en Angleterre, la remirent en honneur avec succès, vers 1860.

Nélaton, qui avait passé le détroit pour les voir opérer, ne fut pas heureux dans les tentatives qu'il entreprit à Paris, à son retour.

Mais, le 2 juin 1862, Kœberlé, de Strasbourg, extirpe son premier kyste de l'ovaire, et inaugure par un succès la série d'opérations brillantes qui l'ont placé pendant longtemps au premier rang des ovariotomistes français. En 1868, il avait déjà pratiqué 69 ovariotomies et réussi dans les deux tiers des cas. En 1874, il parvient à obtenir 76.7 guérisons pour 100, proportion qui dépasse déjà les résultats obtenus en Angleterre, en Amérique. La statistique de Spencer-Wells lui-même, publiée la même année, annonçait 74.6 gérisons pour 100.

En 1878, Kœberlé annonçait que, sur 82 opérations d'ovariotomies exécutées depuis 1874, 10 cas seulement avaient été suivis d'insuccès.

En Allemagne, l'ovariotomie n'avait jamais donné que de médiocres résultats jusqu'à l'apparition de la méthode antiseptique. Schrœder, de Berlin, a vu depuis son emploi la mortalité s'abaisser de 50 à 20 0/0.

Von Nusbaum, de Munich, avant l'emploi de la méthode, perdait 43 malades sur 78 opérations; depuis qu'il l'a adoptée, il a eu 25 guérisons sur 33 opérations.

Olshaüsen n'obtint d'abord que 2 guérisons sur 10 cas ; en appliquant strictement les procédés antiseptiques, il n'eut qu'un cas de mort sur 16 opérés.

En 1878, sous l'influence de la pulvérisation phéniquée, Billroth obtint 20 guérisons sur 25 cas; en 1877, 8 guérisons sur 11 cas.

Kocher, de Berne, n'obtint d'abord que 2 guérisons sur 5 opérations ; sur les 10 cas suivants traités antiseptiquement, il eut 8 guérisons.

En Angleterre, Spencer-Wells communique à Lister une série de 83 ovariotomies pratiquées antiseptiquement avec 6 morts seulement ; les 38 dernières guérisons ont été obtenues sans interruption. Avant la méthode antiseptique, il avait eu, il est vrai, une série de 27 cas et deux séries de 21 cas heureux, mais il avait eu aussi une fois 9, une autre fois 7 insuccès consécutifs et la question est de savoir combien de ces morts eussent pu être évitées.

Thorthon, ancien interne de Lister, voit avec la méthode antiseptique la mortalité s'abaisser de 28 à 8 0/0.

Keith, d'Edimbourg, qui a obtenu jusqu'alors les plus beaux succès, fait savoir au professeur Lister, en 1879, que 305 ovariotomies, divisées par cinquantaines, ont donné la mortalité suivante :

Première cinquantaine.....	11 morts ;
Deuxième cinquantaine.....	8 morts;
Troisième cinquantaine.....	8 morts;
Quatrième cinquantaine....	6 morts;
Cinquième cinquantaine....	4 morts;
Sixième cinquantaine......	0 morts.

Les 76 derniers cas ont été traités par la méthode antiseptique et n'ont produit que deux insuccès.

Les derniers 68 cas ont tous guéri successivement.

« Je donnerais quelque chose pour savoir, dit le Dr Keith, ce qu'eut été la mortalité des derniers 50 cas, s'ils avaient été traités par l'ancienne méthode. »

En France, M. le Dr Terrier a eu, avec la méthode de Lister, 20 succès sur 22 opérations.

M. Périer, 8 succès pour 8 ovariotomies.

En outre, M. Périer a tout dernièrement enlevé les 2 ovaires et la totalité de l'utérus distendu par un énorme myôme remplissant tout l'abdomen, ce qui nécessita une incision prolongée jusqu'à l'appendice xyphoïde. La malade guérit sans aucun accident.

M. le professeur Péan a pratiqué, de 1864 au 1er juillet 1881, 445 gastrotomies pour extirpations de kystes ovariques, et toute espèce de tumeurs de l'abdomen. Sur les 145 cas, qui forment sa dernière statistique, nous trouvons 96 ovariotomies ayant donné 85 guérisons, soit 11 insuccès ; 2 ovariotomies doubles, 2 guérisons.

« En comparant, dit-il, les diverses statistiques que nous avons publiées suivant les années, nous voyons que le chiffre total des succès a augmenté dans une proportion notable, du moins en ce qui concerne les ovariotomies, puisque la proportion des guérisons, qui était encore il y a quelques années de 80 0/0, est arrivée aujourd'hui à 88 0/0, proportion qu'il est difficile de dépasser lorsque, comme nous, on n'hésite pas à opérer indistinctement toutes les malades qui paraissent offrir des chances, même faibles, de guérison. »

C'est la méthode antiseptique qui, dans les villes, permet de revenir à l'opération césarienne.

Au mois de mars 1879, le professeur Tarnier a pratiqué l'opération de Porro, dans le grand amphithéâtre de la Maternité de Paris, au milieu des élèves et dans un lieu qui passe pour insalubre. M. Lucas Championnière l'assistait et dirigeait les manœuvres antiseptiques.

La guérison fut rapide.

M. Lucas Championnière a répété la même opération la même année et avec le même succès.

La méthode antiseptique a permis une pareille opération, dans un amphithéâtre hospitalier, alors qu'à Paris, depuis cent ans, on ne connaît aucun cas d'opération césarienne suivie de succès !

A ceux qui voudraient objecter que la chirurgie abdominale n'avait pas attendu la méthode de Lister pour compter d'éclatants succès, nous pourrions répondre :

Que ces succès ont été obtenus par des opérateurs d'une habileté, d'une expérience exceptionnelles et loin des milieux insalubres ;

Que chacun de ces chirurgiens avait sa méthode antiseptique particulière, usait de liquides désinfectants et recourait à la plus stricte propreté ;

Que leurs résultats allèrent grandissants et furent plus constants, à mesure qu'ils empruntaient à la méthode de Lister quelques-unes de ses pratiques, telles que la pulvérisation phéniquée et les ligatures résorbables qui permirent la réduction du pédicule.

La méthode antiseptique devait infailliblement être utilisée pour les accouchements et venir s'ajouter à toutes les améliorations hygiéniques introduites depuis quelques années à Paris et dans toutes les grandes maternités de l'Europe, pour diminuer la mortalité relativement considérable qu'on y observait.

Les précautions employées portent sur la désinfection des salles par des pulvérisations antiseptiques fréquentes ;

Sur la purification des malades, des accoucheurs, des sages-femmes, du personnel infirmier, des instruments, au moyen de lotions antiseptiques;

Sur la destruction des germes que pourrait contenir le linge en le faisant passer dans des étuves dont la température dépasse 115 degrés.

Quant à l'influence de la méthode antiseptique sur la chirurgie de guerre, elle ne peut manquer d'être considérable ; nous ne prendrons comme exemple, pour vous convaincre, que les amputations secondaires où il sera toujours possible de l'appliquer et qui nous ont donné une mortalité de 90.8 0/0 en Crimée, de 82 0/0 en Italie.

Les résultats remarquables obtenus en Roumanie, pendant la guerre turco-russe, par les chirurgiens allemands, paraissent de nature à appeler vivement l'attention des chirurgiens militaires de tous les pays.

La méthode antiseptique n'est pas née de toutes pièces dans le cerveau d'un homme. Le savant éminent qui en a formulé avec tant de soin les plus minutieuses prescriptions, ne le méconnaît pas du reste.

En examinant en détail la méthode de Lister, il est facile de se convaincre : qu'elle n'est pas uniquement constituée par un pansement, lequel n'en est qu'un procédé; pas plus qu'elle ne consiste dans l'emploi d'un agent antiseptique. C'est l'application méthodique d'une série de moyens tous connus et expérimentés isolément depuis longtemps, mais rarement étudiés d'une manière satisfaisante, au point de vue des indications importantes qu'ils remplissent.

La méthode de Lister pourrait être mise en œuvre par des moyens différents de ceux employés, elle n'en subsisterait pas moins si ces moyens répondaient aux indications qu'elle réclame.

Sans doute, depuis trente ans, l'hygiène hospitalière, le régime des malades, le perfectionnement des procédés opératoires ont amené de grandes améliorations dans le sort des blessés ; mais la méthode de Lister est arrivée à l'heure où les chirurgiens étaient encore absolument désarmés contre les complications des plaies.

Elle a permis d'ériger en méthode de traitement des opérations nouvelles telles que l'*arthrotomie*, l'*ostéotomie*, de revenir à d'autres, délaissées, et de reprendre avec succès, comme l'a fait le Dr Nicaise, les *amputations sous-périostées* abandonnées à cause de la suppuration.

Enfin, les opérations qu'on a pratiquées de tout temps, se terminent aujourd'hui le plus souvent par la guérison, et donnent, comme dans les amputations, des résultats infiniment meilleurs, des moignons plus beaux, plus utilisables, grâce à la réunion immédiate.

C'est dans les hôpitaux, les grandes villes, les foyers d'infection, que la méthode antiseptique rend le plus de services, cela est vrai ; mais elle transforme tellement la chirurgie que son emploi est justifié partout.

Qui peut le plus, peut le moins, et, si dans les milieux insalubres, elle rend de si éminents services, que n'obtiendra-t-on pas avec elle à la campagne, dans des cas de fractures compliquées, dans les étranglements herniaires, alors qu'il est prouvé aujourd'hui que la kélotomie antiseptique, est moins dangereuse qu'un taxis après 24 heures d'irréductibilité !

Si la méthode antiseptique, bien exécutée, constitue une mine presqu'inépuisable de merveilles chirurgicales, elle peut, si elle est mal comprise et mal appliquée, provoquer des désastres d'autant plus terribles qu'elle autorise des entreprises plus hardies et plus difficiles. Bien des échecs chirurgicaux ont, en effet, résulté d'une connaissance imparfaite des idées de Lister ou d'une application défectueuse de ses préceptes.

Des critiques dirigées contre la méthode de Lister, les unes se sont attachées à la théorie, les autres aux principes qui en découlent.

Dans un travail remarquable et très instructif, qui date de quelques mois seulement, M. le professeur Lefort, sans méconnaître l'influence heureuse et considérable de la méthode de Lister sur les résultats de la chirurgie actuelle, a vivement attaqué la théorie des germes. Sa savante discussion sur : « *Le germe ferment, germe contage,* » n'a fait que développer davantage en nous cette conviction : « *Que plus que jamais la propreté chirurgicale doit être élevée à la hauteur d'un principe.* »

Que nous importe à nous, praticiens, la nature du microbe, si, cherchant à le combattre nous guérissons nos malades. Donnons à ces derniers une double garantie, et soyons infectionnistes et contagionnistes tout à la fois.

La pratique, en même temps qu'elle justifiait la théorie, a répondu par des faits aux incrédules qui traitaient de puériles les précautions minutieuses exigées par Lister pour la mise en œuvre de sa méthode.

Pour nous, si nous voulons réussir, plaçons-nous exactement dans les conditions où s'est placé le maître.

Comme lui, observons attentivement et tirons profit de la moindre des fautes que nous pourrions commettre.

Comme lui, ayons toujours les microbes devant les yeux, et pour nous servir de son expression pittoresque, voyons-les « comme on voit les oiseaux dans l'air. »

Comme lui, communiquons nos convictions ardentes à nos collaborateurs, à nos élèves ; augmentons l'éducation professionnelle de nos infirmières gardes-malades ; prouvons par des faits aux administrations hospitalières que nous avons raison, et obtenons ainsi d'elles, qui, par situation, ont le devoir d'être avares du bien des pauvres, les sacrifices reconnus nécessaires, indispensables non pas seulement au soulagement de leurs misères, mais à la conservation de leur existence.

Mettons-nous à même, enfin, de nous dire, comme Lister devant les insuccès : « *Aucun de nos malades ne mourut d'une cause qui eût pu être prévenue.* »

La méthode de Lister, par ses résultats constants, par ses interprétations scientifiques, commence une période nouvelle, marque une conquête importante. La science marche ! Toutes les questions chirurgicales sont, à l'heure qu'il est, remises à l'ordre du jour. Bon nombre des études, qui ont trait à cette rénovation, nous viennent, il est vrai, de l'étranger.

Mais il ne faut pas vous y tromper : Les résultats immédiats, tirés de la pratique de nos voisins d'outre-Rhin et que nous avons cités à l'appui de la Méthode, n'attestent pas chez leurs auteurs une supériorité réelle en ce qui concerne leurs conséquences éloignées.

Ils prouvent surtout l'excellence d'une méthode qui leur a permis de mener à bien des entreprises parfois téméraires. Ils prouvent aussi à quel point chez eux l'intervention chirurgicale est facile. Enfin, ils nous montrent de quel œil vigilant, en ceci comme en d'autres choses, on observe en Allemagne ce qui se passe chez les autres, et avec quel empressement unanime on applique et s'assimile les découvertes qui peuvent y surgir.

La chirurgie française, si sage, si prudente, qui a si largement contribué à l'avènement de la méthode de Lister par les travaux des Chassaignac, des Pasteur, des Lemaire, reste avec ses qualités traditionnelles de diagnostics savamment établis, de résolutions mûrement réfléchies.

Pour ne point s'être jetée avec autant d'ensemble que sa voisine dans un mouvement réformateur, elle n'en avancera pas moins sûrement au but et prendra par ses travaux, soyez en certains, une large part dans les transformations qui s'annoncent.

S'il nous incombe à nous, qui sommes le présent, de veiller et de vous avertir, à vous, Messieurs les Élèves, qui êtes l'avenir, il appartient d'agir : Aussi, nous vous dirons en terminant : « Travaillez ».

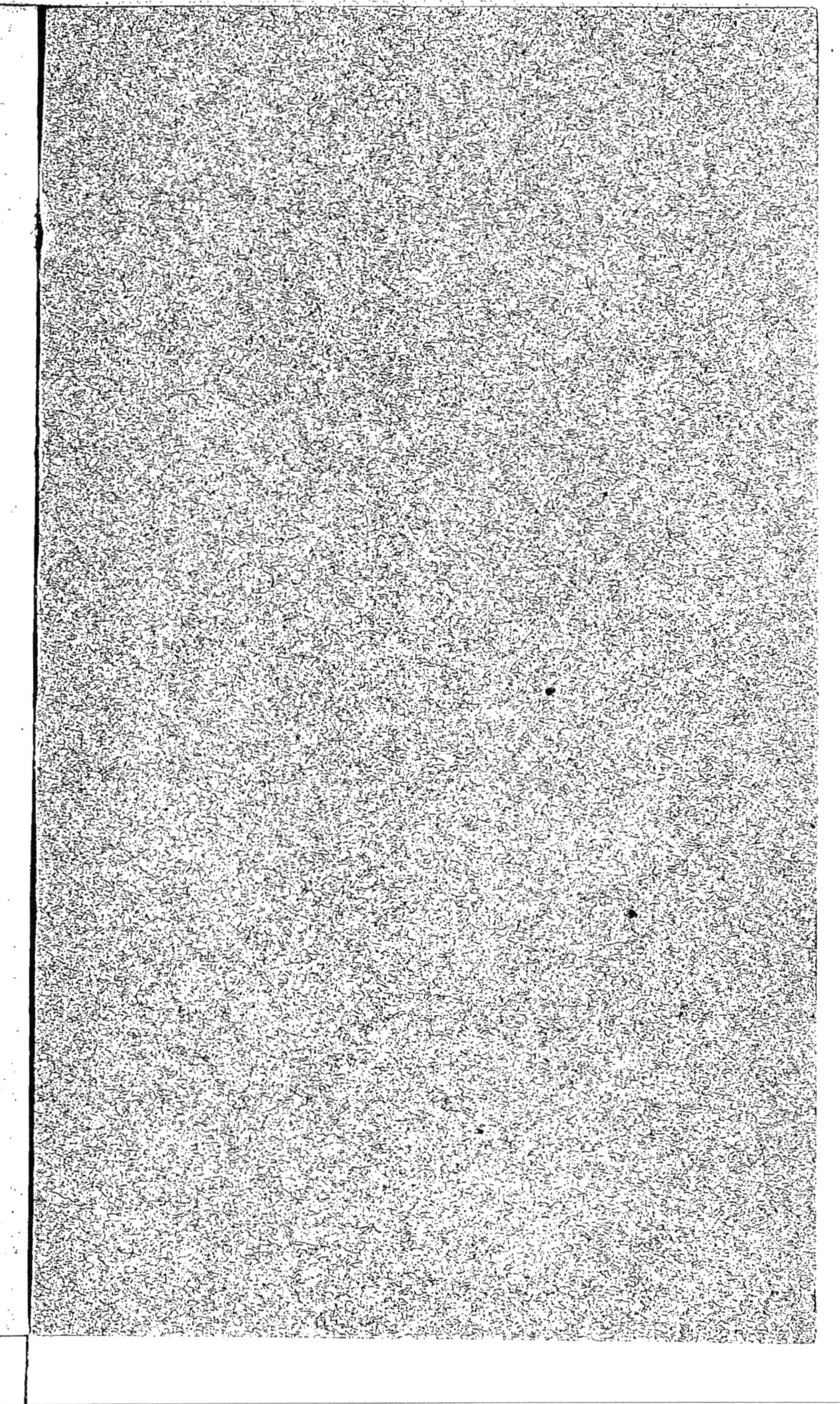

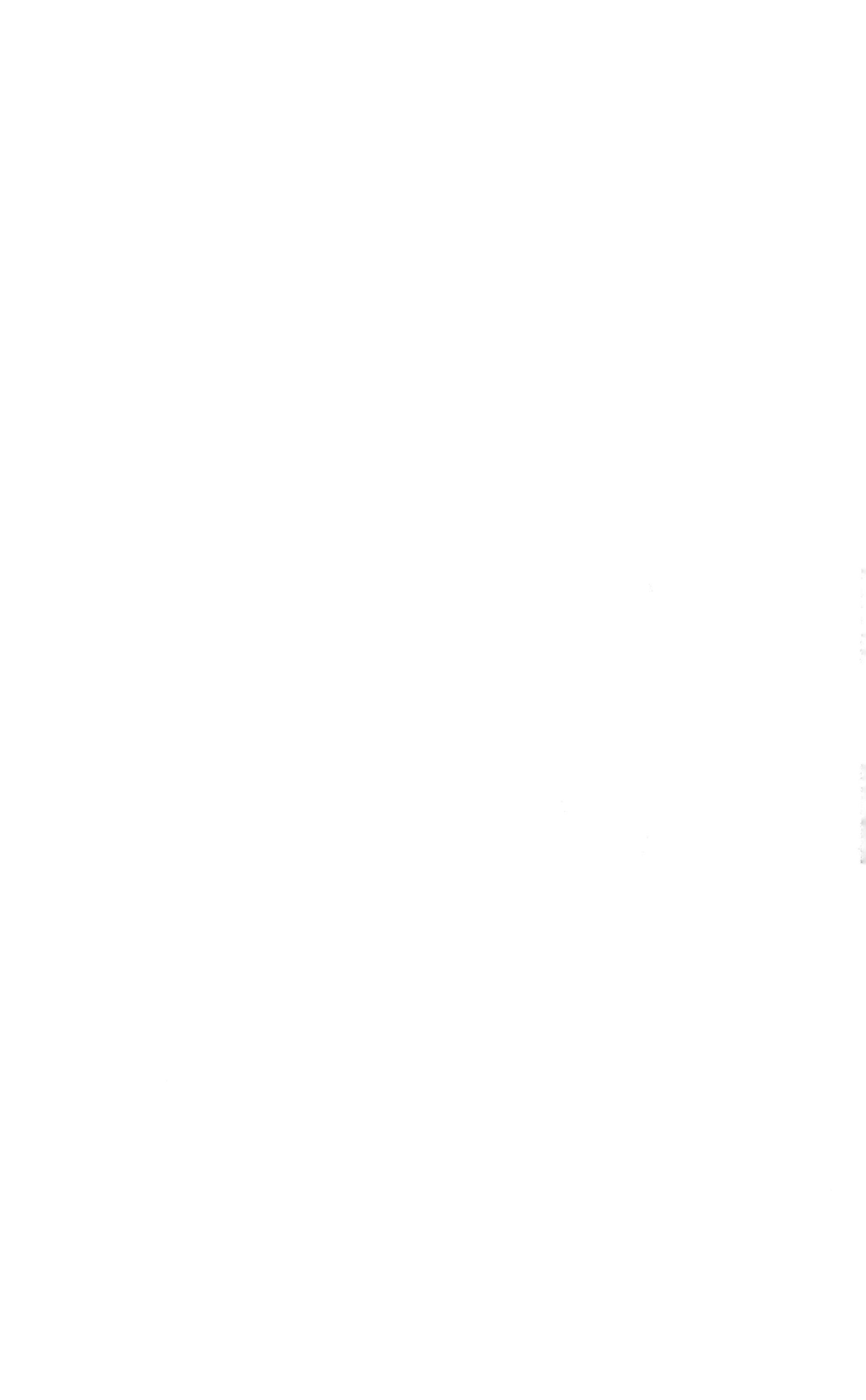

www.ingramcontent.com/pod-product-compliance
Ingram Content Group UK Ltd.
Pitfield, Milton Keynes, MK11 3LW, UK
UKHW020219200726
13856UKWH00004B/1499